LA DÉSINFECTION PUBLIQUE

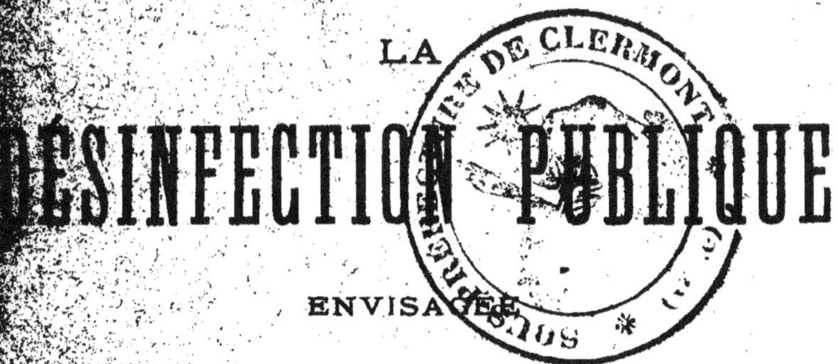

ENVISAGÉE

AU POINT DE VUE PRATIQUE

PAR

Le Dr BRIQUET *(d'Armentières)*

Extrait du *Journal de Médecine et de Chirurgie Pratiques*

25 JUIN 1894

PARIS

A. COCCOZ, LIBRAIRE-ÉDITEUR

14, RUE DE L'ANCIENNE-COMÉDIE, 14

1894

BIBLIOTHÈQUE NATIONALE R F IMPRIMÉS

LA

DÉSINFECTION PUBLIQUE

ENVISAGÉE

AU POINT DE VUE PRATIQUE

PAR

Le Docteur **BRIQUET** (*d'Armentières*)

De nombreuses critiques ont été formulées contre la loi récente qui oblige le médecin à faire la déclaration de certaines maladies contagieuses et la Société de médecine de Paris, se faisant l'écho des protestataires, a chargé une commission d'établir un rapport qui tend à démontrer les difficultés de son application.

Bien qu'on invoque le secret médical comme principal argument à lui opposer, ce que l'on y trouve surtout d'arbitraire, c'est en réalité d'obliger le médecin à envoyer, inutilement croit-on, un certain nombre de cartes postales chaque semaine.

Nous ne pouvons nous empêcher de trouver regrettable cette tendance à ne pas accepter la loi nouvelle; s'il n'est pas douteux que pour faire œuvre vraiment utile il aurait fallu que les administrations fussent forcées, elles aussi, de prendre les mesures d'hygiène préventive reconnues les plus utiles, fourniture d'eau potable, suppression des logements insalubres, examen des denrées, etc., on ne peut nier cependant que cette déclaration des maladies contagieuses ne soit un progrès réel. Si les pouvoirs publics tiennent compte des indications données et ont à leur disposition des moyens de désinfection pratique, bien des épidémies de diphtérie, scarlatine, etc., pourront être arrêtées en quelques jours.

C'est au médecin qui a conscience de ses devoirs qu'appartient le rôle souvent ingrat et tout de dévouement d'organiser le service de désinfection et de donner les in-

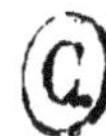

dications nécessaires, très variables suivant les ressources de la localité.

Dans certaines villes on a déjà fait au point de vue hygiénique de sérieux progrès. Lille en particulier est doté d'un service de désinfection très bien outillé et j'ai pu, dans une récente épidémie, me convaincre par moi-même, grâce à l'obligeance de M. Girard, chef du service des épidémies, qu'il y fonctionne admirablement.

Ce qu'il faudrait enlever à la plupart des médecins, c'est cette idée que la désinfection publique nécessite toujours des appareils dispendieux et n'est réellement pratique que dans les grandes cités industrielles.

En réalité, il n'est pas de ville ou village où elle ne puisse être faite et rendre des services, même sans aucun outillage, à la seule condition que le médecin sache indiquer les mesures à prendre et consente à veiller à leur exécution.

Ce travail a été conçu dans un but essentiellement pratique ; il n'a rien des allures d'une bibliographie et n'a d'autre prétention que de donner aux confrères un canevas utile pour leurs prescriptions.

Nous le diviserons en trois parties :

1° Localités où tout est à faire ;
2° Localités où il existe un pulvérisateur ;
3° Localités où il existe de plus une étuve à désinfection.

1° LOCALITÉS OU TOUT EST A FAIRE.

Il serait désirable que toutes les communes de quelque importance eussent à leur disposition le pulvérisateur à désinfection de Geneste, Herscher et Cie, et si les idées de désinfection font leur chemin, on y arrivera dans un avenir peu éloigné. Le prix de cet appareil est de 200 fr., somme relativement faible si on considère que les indigents atteints de maladie contagieuse, ont besoin de secours supplémentaires et peuvent être chaque année une lourde charge pour le budget de la commune. Que de médecins, s'ils le voulaient, ont assez d'influence dans le milieu où ils exercent pour faire voter par leur municipalité une dépense de ce genre.

Mais nous supposons ici que la commune n'a encore aucun appareil. Que peut-on faire dans ce cas ?

Le médecin devra veiller à ce qu'il y ait à la mairie, sous clef, un désinfectant sûr qui puisse être mis à la dis-

position des familles où il y a des cas de maladies contagieuses. On a le choix comme tel entre les produits suivants :

Le crésyl Jeyes. — Nous recommandons ce désinfectant énergique d'une façon toute spéciale. Le prix en est
peu élevé et la valeur scientifiquement reconnue. Pour
préparer 1 litre de solution désinfectante, il faut 2 cuillerées à soupe de crésyl Jeyes. Le litre de ce produit coûte
aux administrations publiques 2 fr. (150 fr. l'hectolitre) ;
la solution désinfectante revient donc à 7 ct. le litre.

Le sublimé corrosif peut également être employé. On
peut formuler les paquets suivants :

Sublimé corrosif.......... 1 gramme.
Acide tartrique............ 4 grammes.
Rouge de Bordeaux (pour colorer) 0,001.

Chaque fois qu'il en est besoin, un employé, agent de
police, garde-champêtre ou autre, est chargé de porter à
domicile un de ces paquets, de le faire fondre dans un litre d'eau, de mettre sur la bouteille une étiquette poison,
et d'indiquer à la famille la façon de s'en servir, répétant
ainsi les indications déjà données par le médecin et que
nous allons un peu plus loin passer en revue.

Chlorol-marye. — Le sublimé trouve quelques détrac-
teurs, non qu'on puisse mettre en doute sa valeur micro-
bicide, mais parce qu'on l'accuse d'être un poison dange-
reux qu'il faut craindre de mettre entre toutes les mains.
En ne donnant qu'une faible dose à la fois (1 gramme) et
en colorant les solutions, la plupart des accidents seront
évités.

On a essayé cependant de pallier cet inconvénient en y
additionnant une certaine quantité de sulfate de cuivre
qui occasionnerait un vomissement immédiat et salutaire
en cas d'absorption par erreur. Ce mélange porte le nom
de chlorol-marye concentré qui est déjà employé par un
assez grand nombre de bureaux d'hygiène.

Le litre de chlorol-marye concentré contient 100 gr. de
sublimé et coûte aux municipalités 7 fr. (par 5 ou 10 litres). Chaque récipient est accompagné d'un godet en ébo-
nite contenant deux grammes et demi. Quatre godets
dans 1 litre d'eau donnent l'analogue de la liqueur de Van
Swieten qui revient ainsi à 8 ct. le litre.

Acide phénique. Lysol. — L'acide phénique à 5o % et le lysol à 3 %, peuvent rendre les mêmes services, mais ils sont plus coûteux à valeur désinfectante égale.

Que doit faire le médecin mis en présence d'une maladie contagieuse ?

Il doit donner à la famille les conseils suivants :

1° Isoler le malade en éloignant autant que faire se peut les autres enfants ou adolescents susceptibles d'être contagionnés, et ne pas changer le malade de chambre pour ne pas disséminer la maladie dans toute la maison.

2° Réduire les objets mobiliers au strict nécessaire en supprimant les tapis, rideaux, meubles superflus, etc.

3° Défendre toute visite en dehors des personnes qui concourent directement au traitement pour empêcher la propagation aux voisins.

4° En cas de fièvre typhoïde ou de diarrhée cholériforme, avertir la famille de ne boire que de l'eau préalablement bouillie.

5° Ne pas manger dans la chambre du malade.

6° Ne jamais balayer cette chambre au sec mais jeter auparavant un peu de sciure arrosée de la solution de sublimé ou de crésyl. Les résidus du balayage seront brûlés immédiatement.

7° Mettre dans un coin de la chambre un baquet en bois ou un seau en émaillé où, pendant une heure, seront trempés dans une solution de sublimé à 1/1000 ou de crésyl à 2 cuillerées à soupe pour 1000, tous les linges, mouchoirs, draps, ayant servi au malade. Ceux-ci seront ensuite soumis à l'action de l'eau bouillante additionnée d'un peu de carbonate de soude. Les verres, tasses, bols, fourchettes, qui ont été utilisés par le malade seront également plongés dans la solution de crésyl.

8° Avant de porter les excreta (selles, crachats, vomissements) aux fosses d'aisance, les arroser avec 1/2 litre de solution de sublimé ou de crésyl.

Toutes ces précautions qui ne sont pas encore entrées dans les mœurs, pourront beaucoup plus facilement qu'on ne le croit, si les médecins s'en donnent la peine, devenir d'un usage courant.

En cas de variole, il faudra revacciner tous les membres de la famille. Avant de laisser sortir le malade de sa chambre, il faut lui faire prendre un bain savonneux suivi d'un lavage antiseptique ; ce dernier point est surtout nécessaire en cas de variole ou de scarlatine.

Aussitôt la maladie terminée il y a lieu de procéder à la désinfection de la maison. Le lavage des planchers ou carrelages à l'eau bouillante après arrosage d'une des solutions antiseptiques déjà citées, le nettoyage du lit, des chaises, des meubles par le même procédé donnent des garanties. Les berceaux d'osier, les jouets, en cas de diphtérie, seront brûlés. Il ne faut pas omettre de désinfecter aussi les éviers et les fosses d'aisances (en cas de fièvre typhoïde surtout). Pour les éviers, on peut employer l'eau bouillante et la solution antiseptique. Pour les fosses d'aisance on peut employer le crésyl (5 à 10 litres de la solution à 2 cuillerées à soupe pour 1000 par mètre cube) mais il faut préférer le lait de chaux fraîchement préparé : pour chaque mètre cube de matières fécales jeter 20 litres de lait de chaux contenant 4 kilogr. de chaux.

Dans un récent article, le Dr Latapie (1) insiste avec raison sur les avantages de l'eau bouillante comme désinfectant. Il conseille pour les lavages des locaux le sulfate de cuivre à la dose de 5 %, et recommande de brûler dans chaque pièce une certaine quantité de soufre (30 gr. par mètre cube).

Le sulfate de cuivre à cette dose est en effet un très bon désinfectant, d'un prix modéré (environ 1 fr. le kilog.), peu toxique, émétique même, pouvant par conséquent être mis entre toutes les mains. Nous n'en dirons pas de même de la méthode de désinfection par combustion du soufre. Nous appuyant sur la thèse de Fischer (thèse Lille, 1892) et le livre d'Arnould (la désinfection publique. Bib. Charcot-Debove), nous considérons « l'acide sulfureux comme un agent fort infidèle qu'il convient de rayer définitivement de la liste des désinfectants publics ».

On a employé beaucoup aussi le sulfate de fer qui est un désodorisant assez efficace des matières fécales mais « qui n'a qu'une faible valeur désinfectante (Behring). »

Que faut-il faire relativement aux écoles ? — Tout d'abord avertir les parents des enfants malades qu'ils doivent les garder chez eux pendant toute la convalescence ; soit 30 à 40 jours pour la plupart des affections contagieuses.

La désinfection complète d'une école s'impose si plusieurs enfants de cette école ont été atteints en même temps de diphtérie, scarlatine, variole, etc. Il faut alors laver à l'eau bouillante et à la solution désinfectante de sublimé ou de crésyl, les planchers, les bancs, les tables, faire mettre sur les murailles un nouveau lait de chaux ; en cas de diphtérie, il ne faut pas hésiter à brûler tous les livres.

---

(1) *Tribune médicale*, 1894, p. 429.

2° LOCALITÉS OU IL EXISTE UN PULVÉRISATEUR.

Il faut souvent qu'une épidémie redoutable s'annonce pour que les pouvoirs publics se décident à faire leur devoir. La dernière épidémie de choléra a eu ce résultat appréciable qu'il a été enjoint à certaines villes, particulièrement les villes-frontières comme Armentières, d'avoir à acheter un pulvérisateur et une cuve à désinfection par trempage.

Quelques mots de suite sur la cuve à désinfection par trempage. Cet appareil d'un prix assez élevé (380 à 550 fr. suivant les dimensions) se compose d'une chaudière et d'un bac où sont placés les linges à désinfecter; l'eau de la chaudière n'arrive au contact des linges souillés qu'après avoir atteint 100° et cette température peut être maintenue 15 à 20 minutes. A notre avis, cet appareil n'est utile que dans les gares qui ne possèdent pas d'étuve; dans les villes ou villages, la méthode que nous avons indiquée plus haut (immersion dans un liquide antiseptique pendant une heure et trempage consécutif dans l'eau bouillante) remplit à moins de frais le même but.

Quant au pulvérisateur, son utilité n'est pas contestable et quiconque l'aura vu fonctionner deviendra partisan résolu de son emploi. Il se compose d'une pompe et d'un tube de caoutchouc muni d'un embout qui permet de diriger un jet nébuleux sur les surfaces à désinfecter. La contenance du pulvérisateur est de 12 litres. A Lille, on emploie pour établir la solution désinfectante des paquets de sublimé ainsi formulés :

> Acide tartrique............. 30 grammes.
> Bichlorure de mercure...... 7 grammes 50.

La solution est donc à 1/2000. Elle ne détériore absolument pas les rideaux, ni les papiers de tenture mais sur les meubles vernis elle fait apparaître de petites taches blanches, inconvénient qui sera facilement évité en essuyant ces meubles avec un linge propre et sec aussitôt après la pulvérisation.

D'autres localités emploient la solution de sublimé à 1/4000. On peut alors pour plus de facilités se servir de flacons spéciaux de chlorol-marye établis pour être versés directement dans le contenu d'un pulvérisateur. (Prix 1 fr.).

Personnel de désinfection. — Trois hommes suffisent :

un ouvrier pour faire manœuvrer la pompe, un autre pour diriger la lance, un employé pour surveiller la besogne et s'assurer que la désinfection est bien faite. Les deux ouvriers seront revêtus d'une longue blouse de toile blanche, pantalon et calotte idem, qu'ils mettent au-dessus de leurs vêtements à l'entrée dans la maison et qui seront après usage mis dans un sac spécial pour être désinfectés par trempage (contenu et contenant) dès la rentrée à la mairie. Ces précautions sont indispensables pour éviter que les désinfecteurs ne disséminent eux-mêmes les germes de la maladie.

Dans les villes dont l'importance n'est pas assez grande pour que les désinfecteurs soient toujours occupés on peut utiliser des ouvriers dont les professions permettent d'employer le temps libre, cordonniers, tailleurs, etc. Il serait utile d'en instruire aussi quelques autres à titre de suppléants, en cas d'absence et de maladie, ou en cas d'épidémie importante.

Que doit-on pulvériser ? Tout d'abord et très soigneusement la chambre du malade, plancher, plafond, parois du haut en bas qu'elles soient tapissées ou non, et tout ce qu'elle contient, meubles, tapis, objets de toute nature sans en omettre un seul.

Si le revêtement des murs n'est que de badigeon à la chaux il peut être utile de les faire reblanchir.

Les tableaux, les livres, les objets d'art pourraient être frottés à la mie de pain comme cela se fait à Berlin pour les parois des chambres. On jetterait ensuite la mie de pain au feu. Les bronzes et cuivres, les glaces, les dorures supportent la pulvérisation ordinaire à condition d'être essuyés aussitôt après. Il faut agir de même pour les meubles de prix.

Les grands tapis seront décloués et pulvérisés sur les deux faces. Les literies peuvent être pulvérisées mais il est préférable d'enlever aux matelas et aux oreillers leurs toiles pour les faire tremper, ainsi que tous les autres linges, châles, vêtements qui n'ont encore été l'objet d'aucune désinfection, dans une solution de crésyl ou de sublimé et consécutivement dans de l'eau bouillante. Ceux des vêtements qui ne pourraient supporter ce traitement seront pulvérisés soigneusement. Si les matelas renferment de la paille, elle devra être brûlée.

C'est surtout pour la désinfection des literies et des vêtements que le manque d'étuve se fait sentir.

Après la chambre du malade il faut aussi pulvériser toutes les autres pièces de la maison où les personnes qui l'ont soigné peuvent avoir porté des germes. Dans ces pièces il convient de pulvériser de préférence les tables, chaises, tapis. On peut se borner à ne désinfecter les murs que jusqu'à deux mètres de hauteur.

Ne pas oublier la désinfection des éviers et des fosses qui seront traitées outre la pulvérisation comme nous l'avons vu plus haut.

Nous n'avons envisagé que la désinfection des maisons particulières ; pour les écoles le pulvérisateur permet naturellement d'arriver aussi à une désinfection rapide et sûre.

3° LOCALITÉS OU IL EXISTE, OUTRE LE PULVÉRISATEUR, UNE ÉTUVE A DÉSINFECTION.

Il y a déjà en France plusieurs centaines d'étuves à désinfection de Geneste, Herscher et Cie, et on doit désirer que peu à peu toutes les villes de quelque importance en soient munies. C'est en effet là le seul moyen d'arriver à une désinfection radicale et absolument sûre des couvertures, matelas, oreillers, rideaux, vêtements, etc.

Prenons par exemple la laine d'un matelas chez un typhique : en faire le sacrifice paraîtra trop coûteux, la méthode par trempage est inapplicable et cependant les matières fécales en ont souillé certaines parties. L'étuve seule permet d'assurer la désinfection absolue comme l'a bien montré le Dr O. du Mesnil dans les *Annales d'hygiène publique* en juin 1888.

L'étuve à désinfection de Geneste est basée sur l'action directe de la vapeur sous pression ; la température atteinte est de 115°, ce qui donne toute garantie. Quelques minutes d'exposition à l'air suffisent à sécher les objets soumis à son action. On a quelquefois prétendu que ceux-ci étaient détériorés par le passage à l'étuve : le fait est très rare et le dommage toujours insignifiant. L'indemnité est dans ce cas de plein droit (comme celle qui est toujours accordée, en cas d'épizootie, au propriétaire de l'animal abattu par ordre du vétérinaire).

L'étuve à désinfection peut être fixe ou mobile.

Etuve fixe. — Spécialement construite pour les hôpitaux, asiles de nuit, lazarets, stations sanitaires, elle coûte 4.600 fr. Il faut de plus une voiture spéciale pour transporter les objets à désinfecter de la maison contaminée au lieu où est établie l'étuve. On emploie pour cet usage de petites voitures traînées à bras, hermétiquement closes, à plafond mobile et faciles à désinfecter.

Etuve mobile. — Cette étuve est beaucoup plus commode parce qu'elle permet la désinfection à domicile et peut être prêtée d'une commune à l'autre en cas de besoin. Elle est montée sur un chariot et son transport nécessite l'emploi de 2 chevaux. L'étuve, chariot compris, coûte 6.700 fr. outre le personnel qui sert à la pulvérisation il faut ici un chauffeur. Quant au cocher un des auxiliaires peut en faire l'office.

Les deux ouvriers désinfecteurs, vêtus comme nous l'avons vu plus haut, arrivent dans la maison à désinfecter munis de 6 grandes toiles de 3 mètres c. Dans ces toiles ils placent en les pliant tous les linges, châles, vêtements, chiffons, oreillers, matelas contenus dans la chambre du malade et les armoires de cette chambre, qu'ils aient ou non été utilisés par lui. Ils y placent aussi les autres literies de la maison si les personnes qui ont approché le malade peuvent y avoir porté des germes.

Les fourrures, les objets en cuir ou en caoutchouc ne doivent pas être mis à l'étuve mais ils supportent très bien la pulvérisation.

Quand les toiles sont suffisamment chargées, les ouvriers nouent entre eux les coins opposés pour former ainsi des ballots qui sont portés à l'étuve. Chaque fournée contient 3 ballots et dure 15 minutes. Le nombre des fournées varie de 2 à 6 environ suivant l'importance de la maison à désinfecter.

Aussitôt après commence la pulvérisation. On termine par la désinfection des éviers et des fosses d'aisance.

La durée totale d'une désinfection est de 2 à 4 heures.

L'étuve peut être utilisée aussi pour désinfecter les vêtements des passagers et hôtes des asiles de nuit, des familles atteintes de la gale ; elle peut aussi servir dans des monts-de-piété, etc.

MODIFICATIONS A APPORTER A LA DÉSINFECTION SUIVANT LA NATURE DE L'ÉPIDÉMIE.

Toutes les épidémies ne nécessitent pas les mêmes soins et il ne viendra pas à l'idée du médecin de faire une désinfection en règle dans les cas d'ophtalmie purulente ou de fièvre puerpérale, quoique la loi nouvelle fasse figurer ces affections dans les maladies à déclarer. A la place de l'ophtalmie purulente n'eût-il pas été plus logique d'inscrire la tuberculose qui fait chaque année tant de victimes. En mettant un antiseptique à la disposition des familles où un sujet est atteint de cette terrible affection pour leur faciliter la désinfection quotidienne des crachats, en désinfectant après leur mort ou à chaque changement de domicile les locaux qu'ils ont occupés, ne ferait-on pas œuvre utile ? Nous ne pouvons traiter ici cette question comme elle le mériterait, mais nous recommandons à ceux de nos confrères qui ne la connaissent pas encore la Ligue préventive contre la phtisie pulmonaire dirigée par un homme de cœur, le Dr Armaingaud, de Bordeaux (1).

Pour ce qui est de la fièvre typhoïde la précaution de faire bouillir l'eau est des plus importantes, mais la désinfection est cependant nécessaire. Les linges, matelas et draps souillés de matières fécales, les mouchoirs qui ont recueilli les crachats renferment des germes qu'il convient de détruire, et tout en étant moins indispensable qu'en cas de diphtérie le passage à l'étuve ne peut être qu'utile.

A QUEL MOMENT FAUT-IL DÉSINFECTER.

En cas de mort la chose est simple, le lendemain ou le surlendemain, et le corps est mis dans un drap trempé dans la solution désinfectante ou dans de la sciure imbibée de la même solution.

En cas de guérison la question est plus délicate. Pendant les 30 ou 40 jours où le scarlatineux par exemple est contagieux, il peut être difficile d'exiger l'isolement absolu à la chambre. Il le faudrait cependant car c'est seulement quand la guérison est complète que la désinfection peut être absolue, mais on conçoit de suite l'utilité énorme des méthodes antiseptiques pendant toute la durée de la maladie et la nécessité d'imposer au malade des lavages savonneux et antiseptiques avant de le mettre en contact avec d'autres que ses garde-malades.

TRAITEMENT A L'HÔPITAL.

Nous n'avons envisagé en tout ceci que le traitement à domicile. Si le malade est indigent et consent à être transporté à l'hôpital, la ville doit avoir à sa disposition une voiture d'ambulance spéciale, sinon la voiture qui a servi au transport doit être désinfectée de suite avec le pulvérisateur.

---

(1) Adresser pour l'adhésion à la ligue à M. Durand, imprimeur, rue Cardillac, 20, à Bordeaux, une cotisation de 5 francs en échange de laquelle on reçoit franco 50 brochures à répandre autour de soi.

Le domicile quitté doit être évidemment l'objet d'une désinfection complète.

En terminant cet article nous supplierons nos confrères de mettre un peu de leur zèle au service de la cause que nous défendons et de ne pas attendre pour agir qu'une épidémie terrible de choléra ou de diphtérie par exemple vienne à les menacer, eux ou leurs enfants.

Nous signalerons à ceux que la question intéresse une excellente brochure que la ville de Lille distribue dans les familles atteintes. Elle est intitulée « Instructions sur la prophylaxie des maladies contagieuses » et a été rédigée par une commission composée des Drs Wannebroucq, Renard, Wertheimer, Gorez et Ch. Richard. L'utilité de ce genre de brochures est incontestable, surtout dans la classe aisée, et la lecture en serait profitable à plus d'un confrère parce qu'elle leur prouverait que la méthode prophylactique peut être expliquée en termes assez simples pour être mise à la portée de tous. —

Clermont (Oise). — Imprimerie Daix frères, 3, place Saint-André.

www.ingramcontent.com/pod-product-compliance
Lightning Source LLC
LaVergne TN
LVHW012203170726
843503LV00009B/4352

9 782329 476506